Dʳ ROCAZ,
de Clinique médicale des Enfants
la Faculté de Médecine de Bordeaux.

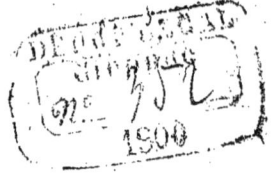

ÉTUDE COMPARATIVE

DU

TUBAGE DU LARYNX

ET DE LA

TRACHÉOTOMIE

DANS LE CROUP

BORDEAUX

IMPRIMERIE G. GOUNOUILHOU

11 — rue Guiraude — 11

—

1900

ÉTUDE COMPARATIVE

DU

TUBAGE DU LARYNX ET DE LA TRACHÉOTOMIE

DANS LE CROUP

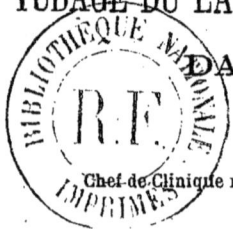

Par le Dʳ ROCAZ,

Chef de Clinique médicale des Enfants à la Faculté de Médecine
de Bordeaux.

Il y a quelque six ans, dans une thèse qui clôturait
deux années d'internat à l'hôpital des Enfants, je
faisais la critique de la trachéotomie et du tubage
du larynx dans le croup. J'avais souvent pratiqué la
première opération; je n'avais sur la seconde que les
renseignements venus d'Amérique et les rares articles publiés dans la presse médicale française. C'est
en me basant sur ces données que je conseillai l'emploi de la trachéotomie dans les sténoses laryngées
diphtériques. Mais les choses ont changé depuis; la
sérothérapie est venue bouleverser la thérapeutique
de la diphtérie; les procédés qui pouvaient être les
meilleurs autrefois doivent aujourd'hui laisser la place
à d'autres qui correspondent mieux à une affection
dont les allures cliniques ont été totalement modifiées.
De plus, l'intubation a été singulièrement transformée
dans ces dernières années; elle a subi toute une série

(¹) Communication faite à la Société de Médecine et de Chirurgie de
Bordeaux dans la séance du 23 février 1900.

1

de modifications plus heureuses les unes que les autres, et les deux termes de notre comparaison ont tellement changé l'un par rapport à l'autre, que vous ne serez pas étonnés de me voir arriver dans cette étude à des conclusions un peu différentes de celles que je formulais en 1894.

Vous connaissez aussi bien que moi la singulière destinée du tubage du larynx, opération éminemment française, conçue, il y a quarante ans, par Bouchut, qui la présenta à l'Académie de Médecine, où elle fut si sévèrement critiquée. Je ne vous rappellerai pas le célèbre rapport de Trousseau, qui la condamna aux yeux de tous les praticiens français et qui la fit immédiatement tomber dans l'oubli le plus profond. Ce fut en Amérique que le tubage fut sérieusement étudié par quelques médecins, au premier rang desquels se place O'Dwyer, qui ne connaissait d'ailleurs pas, paraît-il, les travaux de Bouchut. En France, quelques esprits émus du succès qu'obtenait la nouvelle méthode au delà de l'Atlantique l'essayaient, l'adoptaient et la conseillaient. Ainsi parurent les travaux de Bonnain (de Brest), de Jacques et de d'Astros (de Marseille); mais, comme je viens de vous le dire, il fallait l'arrivée de la sérothérapie pour démontrer les avantages de l'intubation et pour en vulgariser l'emploi. En présentant son sérum antidiphtérique, Roux ne s'était pas mépris sur les modifications qu'il fallait apporter à la thérapeutique chirurgicale du croup. La lutte à soutenir contre la sténose laryngée se trouvait singulièrement écourtée et facilitée par l'emploi du sérum; les données du problème changées, la solution devait changer aussi. Roux n'eut pas de peine à le démontrer, et autour de lui tout le monde se mit à l'œuvre. De tous côtés le tubage fut pratiqué; beau-

coup le modifièrent, presque toujours avantageuse-
ment; et la littérature française, si pauvre jusque-là
en documents sur le tubage, fourmilla dès lors en
articles originaux du plus grand intérêt, signés Chaillou, Bayeux, Sevestre, Martin, Lebreton, Meslay,
Vanverts, Variot, pour ne citer que les principaux.

Des hôpitaux de Paris le tubage du larynx ne tarda
pas à diffuser à ceux de la province, qui l'adoptèrent
tôt ou tard et s'en félicitèrent. Pourquoi sommes-nous
restés si retardataires à Bordeaux et n'a-t-il fait son
apparition dans notre ville qu'il y a trois mois, quand
je l'introduisis à l'hôpital des Enfants? C'est que,
peut-être, satisfaits des résultats vraiment remarqua-
bles que nous avait fournis autrefois la trachéotomie,
nous succombions à ce besoin naturel mais inexcu-
sable de nous endormir sur nos lauriers, sans penser
que nous devions encore faire mieux. Il me suffit
d'ailleurs de quelques visites dans les hôpitaux d'enfants de Paris pour me convaincre sur ce que j'avais
à faire dans ce sens à Bordeaux.

Le hasard me favorisa; les cas de diphtérie ne
furent jamais si nombreux ni si graves qu'en ces
derniers temps. Dans une récente séance de notre
Société, M. Mongour et moi vous avons dit combien
nous en avions été frappés. J'eus donc l'occasion de
pratiquer un certain nombre de tubages en décembre
et janvier derniers. Permettez-moi d'ajouter l'étude
consciencieuse de mes cas personnels à tous ceux qui
ont été déjà publiés pour en tirer quelques conclusions pratiques et impartiales sur la valeur comparée
de la trachéotomie et de l'intubation dans le croup.

Mais avant de commencer cette étude, je dois re-
mercier ici M. le professeur Moussous, qui m'a géné-
reusement abandonné le traitement des croups entrés

à l'hôpital des Enfants à cette époque, et M. Bahans, interne du service, qui m'a prêté son concours le plus dévoué dans ces circonstances. Je n'oublierai pas le zèle assidu avec lequel il a surveillé nos petits malades, auxquels l'inexpérience bien naturelle en matière de tubage du personnel du pavillon, dont je me plais d'ailleurs à reconnaître la bonne volonté, aurait fait courir, sans lui, les plus graves dangers. Je crois que dans mes succès opératoires il a droit à une large part, dont j'aurais mauvaise grâce à ne pas reconnaître l'importance.

Le parallèle entre la trachéotomie et le tubage a été fait souvent. On y a fait intervenir tantôt des considérations sur la difficulté, les accidents, les complications de chacune de ces deux interventions, tantôt les chiffres de statistiques plus ou moins gigantesques et plus ou moins probantes. Avant la sérothérapie, la comparaison pouvait se faire : il était logique de placer les résultats que nous donnait en France la trachéotomie en face de ceux que donnait en Amérique l'intubation. Les deux interventions étaient pratiquées dans des conditions à peu près semblables et les résultats pouvaient se comparer. Il n'en est plus de même aujourd'hui. Le tubage du larynx est employé presque partout ou tout au moins essayé dans presque tous les cas avant la trachéotomie ; cette dernière n'est donc pratiquée que sur des sujets très gravement atteints, dans les cas désespérés, et nous ne saurions nous étonner de la voir si pauvre en succès par rapport à sa rivale.

Ce n'est donc point sur des chiffres qu'il faut se baser dans cette étude, et je ne ferai intervenir ici aucune de ces statistiques qui savent si bien démontrer à tout le monde ce que l'auteur veut leur faire

dire. Plus raisonnable, à mon avis, est l'étude attentive de chacune des deux opérations dans sa valeur
thérapeutique, ses accidents, ses résultats et ses
indications.

La trachéotomie dont il sera question dans ce travail est celle qui est pratiquée à l'hôpital des Enfants,
et qui a bénéficié à la fois de la sérothérapie et de
l'antisepsie; trachéotomie par le procédé en deux
temps, appelé par Sevestre procédé des Internes,
pratiquée avec rapidité et propreté : propreté du côté
de l'opéré, dont le cou est soigneusement lavé avec
une solution antiseptique; du côté de l'opérateur,
qui sera revêtu d'une blouse vierge de toute souillure
et dont les mains seront scrupuleusement désinfectées; du côté des instruments, préalablement stérilisés.

L'intubation qui lui sera comparée est également
celle qui a bénéficié des derniers travaux de l'hôpital
Trousseau et de l'hôpital des Enfants-Malades à Paris.
C'est vous dire que je laisserai de côté toute la vieille
instrumentation, tous les vieux procédés opératoires.
Mais l'arsenal moderne du tubage reste encore assez
riche et assez varié. J'ai fait usage à l'hôpital des
Enfants des trois sortes de tubes que je vous ai
montrés dans la dernière·séance : le tube de O'Dwyer
(tube long), le tube de Bayeux (tube court, à mandrin
long) et le tube de Sevestre (tube court, à mandrin
court). Le tube de O'Dwyer est l'aîné; il est exclusi-
vement employé en Amérique. En France, il a été
détrôné, et non sans regrets de la part de quelques
opérateurs, tels que Bonnain, par les tubes courts; il
est cependant des cas où son emploi s'impose. Le
tube de Bayeux, je vous le rappelle, n'en diffère que
par la suppression de la partie inférieure plongeant
dans la trachée; cette suppression a été suscitée par

la facilité avec laquelle le tube s'obstruait à ce niveau.
Quant à l'allongement du mandrin dans le tube de
Bayeux, il est destiné à faire disparaître la difficulté
qu'on a parfois d'atteindre le larynx avec un tube
court; il est naturellement d'autant plus prononcé
qu'il est destiné à des tubes d'un numéro supérieur,
puisque le larynx des enfants est situé d'autant plus
bas qu'ils sont plus âgés. Dans le tube de Sevestre,
le mandrin dépasse à peine l'extrémité du tube, qui
se trouve plus effilée, de façon à se continuer avec lui
sans ressaut. La perte de l'allongement du mandrin
est compensée par un léger allongement dans la
branche verticale de l'introducteur.

Je ne reviens pas sur la description de cet introducteur, dont je vous ai fait remarquer la construction
aussi ingénieuse que pratique, pas plus que sur celui
de O'Dwyer. Leur fonctionnement vous est mainte-
nant connu.

J'ajouterai enfin qu'après tous mes tubages, suivant
la pratique actuellement adoptée en France, j'ai retiré
le fil de sûreté, cause de tant d'ennuis et de tant de
complications.

Ces préliminaires posés, j'entre dans le cœur de
mon sujet.

Un point tout à l'avantage de l'intubation et sur
lequel je n'ai pas besoin d'insister, c'est sa *facile
acceptation* par les familles. Entre la trachéotomie,
opération sanglante, éminemment dangereuse par
elle-même, laissant après elle une cicatrice indélébile,
d'une part, — et le tubage, simple cathétérisme qui
ne paraît pas devoir mettre la vie en danger, — il ne
saurait y avoir d'hésitation pour les parents. C'est un
petit côté de la question, disent presque tous les
auteurs. Évidemment; mais, à mon avis, il a son

importance. Quelques médecins n'ont-ils pas vu, en face d'un enfant asphyxiant par diphtérie laryngée, leur offre de trachéotomie repoussée? De plus, même résigné à l'opération, l'entourage de l'enfant n'aura-t-il pas une tendance bien naturelle à retarder le plus possible la trachéotomie et ne fera-t-il pas tout dans ce but? C'est ainsi qu'on opère *in extremis* des enfants qui succombent aussitôt, et qu'une intervention moins tardive aurait pu souvent arracher à la mort.

Ce premier point établi, sans conteste, poursuivons notre étude, et la première question que nous ayons à résoudre est celle de la *difficulté* respective des deux interventions. Ici, nous sommes en face des opinions les plus divergentes, des avis les plus opposés. Les radicaux, partisans fanatiques du tubage, le considèrent comme l'opération la plus simple du monde et opposent cette simplicité aux difficultés d'une trachéotomie laborieuse. Les conservateurs endurcis, vaillants défenseurs de l'opération de Bretonneau, comparent la facilité avec laquelle se pratique une trachéotomie dénuée de tout incident aux surprises que peut réserver souvent l'intubation. Vous citerai-je des textes? « Le tubage, dit Chaillou, est une opération facile, à laquelle il est aisé de se préparer par des essais sur le cadavre, alors que des exercices opératoires dans ces mêmes conditions pour la trachéotomie ne servent absolument à rien. Elle n'offre aucun danger. » Et, d'autre part : « Je ne connais pas en chirurgie, dit Dillon-Brown, d'opération plus brutale et déterminant un choc plus considérable que l'intubation faite par un opérateur inexpérimenté. A chaque tentative infructueuse, l'enfant se cyanose de plus en plus, la figure et les vêtements de l'opérateur se couvrent de sang et, à moins d'un sang-froid peu commun, celui-ci perd ses moyens et cause de sérieuses lésions au larynx. » La vérité se trouve naturellement entre les deux camps opposés; aussi ne serez-vous pas étonnés d'entendre ceux qui ont une grande pratique de l'intubation formuler une opinion modérée, qu'on peut résumer ainsi : Le tubage de la glotte est une opération toujours délicate, nécessitant une éducation *spéciale,* souvent très facile à l'opérateur ainsi éduqué, mais féconde aussi parfois en surprises désagréables. « Je ne voudrais pas, dit Variot, grossir outre mesure les risques de cette opération, mais il faut bien que l'on sache que si le plus grand nombre des enfants sont faciles à tuber, d'autres au contraire ont un larynx infranchissable en quelque sorte. » Contrairement à l'avis de Chaillou, je ne crois pas que les exercices sur le cadavre soient suffisants pour donner à un médecin le moyen de pratiquer facilement le tubage sur le vivant. « Les essais sur le cadavre, dit Sevestre, en parlant de la recherche des points de repère dans l'intubation, ne donnent pour cela que des renseignements peu importants et pourraient même plutôt donner une idée fausse. » C'est donc sur le vivant qu'il faut faire son apprentissage, et cet apprentissage est nécessaire. Nous voyons couramment un interne, nouveau venu à l'hôpital des Enfants, se tirer fort convenablement de sa première trachéotomie; je ne crois pas qu'il puisse en être ainsi pour le tubage, car cette intervention nécessite une légèreté de main et une dextérité spéciales, sans lesquelles on s'expose à produire dans le larynx les lésions les plus fâcheuses. Tout traumatisme du larynx, toute érosion de la muqueuse ont, chez un enfant atteint de diphtérie, une extrême gravité; c'est un terrain tout préparé pour l'extension des fausses membranes, pour la résorption des toxines sécrétées; c'est un point de départ pour ce spasme réflexe qui joue un si grand rôle dans le pronostic de l'intubation.

Il ne faudrait pas croire d'ailleurs que, même pour un opérateur exercé, le cathétérisme de la glotte soit toujours aisé. L'opération peut être troublée par des difficultés nombreuses provenant de l'âge de l'enfant, de la conformation de son pharynx et de son larynx, de l'état pathologique de ce dernier organe, de sa sensibilité, pour ne pas parler de bien d'autres difficultés, telles que celles qui peuvent provenir d'une instrumentation plus ou moins défectueuse. Les enfants âgés ne se laissent pas toujours facilement tuber; il est parfois malaisé de les maintenir solidement et d'éviter des mouvements qui viennent contrarier l'opérateur. De plus, le larynx est situé chez eux assez bas; on le trouve, mais on ne peut rester en contact avec lui pendant ses mouvements d'élévation et d'abaissement. Chez les enfants très jeunes, au contraire, le larynx est facilement accessible, mais il est de consistance mollasse et ne donne au doigt qu'une sensation un peu confuse; l'épiglotte est particulièrement molle et l'index ne la maintient que difficilement relevée. Si je fais remarquer combien la cavité buccale des jeunes enfants est petite et profonde, il sera facile de comprendre combien le tubage peut être délicat chez eux. L'œdème de l'épiglotte et des replis aryténo-épiglottiques vient également compliquer la recherche des points de repère.

Dans la trachéotomie elle-même ne trouvons-nous point des difficultés analogues et cette recherche des points de repère n'est-elle pas parfois pénible sinon impossible chez les enfants très jeunes et très gras

1.

ou chez ceux qui présentent cette adénite et cette
péri-adénite qui forment le cou proconsulaire?

L'introduction de la canule dans la trachée est parfois chose difficile dans la trachéotomie; la trachée
mal incisée (incision insuffisante ou latérale) ne se
laisse pas pénétrer par la canule qui vient butter
au-devant d'elle ou qui, pour peu que l'on y mette
un peu trop de force, fait une fausse route en décol-
lant le tissu cellulaire pré-trachéal. Des accidents
analogues se trouvent dans l'intubation; le tube mal
dirigé, au lieu de pénétrer dans le larynx, glisse der-
rière lui et pénètre dans l'œsophage; c'est là un
accident des plus fréquents, surtout chez les novices
en tubage. Il est facilement réparable; il suffit pour
extraire le tube de tirer sur le fil de sûreté. Je consi-
dère cependant cet accident comme très fâcheux, car
le tube, quelque éphémère que soit son séjour dans
l'œsophage, s'infecte et peut, si l'on n'a pas le temps
de le stériliser avant de le replacer dans le larynx,
déterminer une infection broncho-pulmonaire des
plus graves. Pour ma part, suivant en cela la pratique recommandée par Martin, je n'opère le déclan-
chement du tube qu'après m'être assuré par le toucher
qu'il pénètre bien dans le larynx.

Mais il est une variété d'incident absolument spécial
au tubage et sur lequel je tiens à attirer l'attention,
car il n'a pas toujours été mis assez en lumière, je
veux parler de la difficulté, pouvant aller jusqu'à l'impossibilité, d'introduire un tube dans un larynx en état
de *spasme*. Chez certains enfants, en effet, le plus
souvent de souche nerveuse, on sent la glotte se
fermer énergiquement dès que le tube arrive à son
contact. Dans la plupart des cas, sous l'influence
d'une pression modérée et continue, le spasme finit

par céder; l'enfant fait une large inspiration et l'on en profite pour faire pénétrer le tube. Il n'en est malheureusement pas toujours ainsi, et chez certains sujets dont le larynx présente une irritabilité spéciale, la contracture ne veut céder. Persister dans sa tentative, c'est mener l'enfant à la mort par asphyxie. Que faire en ces cas? Les tubistes à outrance conseillent, si la chose est possible, de patienter un peu, d'user de tous les moyens employés en pareil cas pour vaincre le spasme (compresses chaudes au-devant du cou, inhalations de vapeur d'eau, etc.); certains préconisent le chloroforme, dont l'emploi me paraît être d'autant plus dangereux qu'il a souvent besoin d'être donné à haute dose pour vaincre la contracture. Je crois qu'il est préférable de ne pas faire preuve d'un entêtement dangereux, qui, comme le dit si bien Châtelin [1], « ferait courir le risque de ne plus tuber qu'un cadavre, » et que l'on doit pratiquer immédiatement et le plus rapidement possible la trachéotomie. Telle est la conduite que j'ai observée dans le cas suivant, qu'il me paraît intéressant de vous rapporter :

Un enfant de trois ans, malade depuis quatre jours, est amené à l'hôpital des Enfants le 27 janvier dernier au soir; il présente des fausses membranes dans la gorge et un tirage assez accentué. On lui fait immédiatement une injection de 20 centimètres cubes de sérum antidiphtérique, et on le place dans une chambre saturée de vapeur d'eau. Malgré ce traitement, le tirage augmente progressivement dans la nuit, et le lendemain matin, devant les progrès de l'asphyxie, je me mets en mesure de pratiquer le tubage. Tout est préparé pour cette intervention et pour la trachéo tomie. L'enfant est porté dans la salle d'opérations

[1] Châtelin. Thèse de Lille, 1899.

très émotionné; je veux introduire un tube de Sevestre, et cela avec l'assurance que m'avaient donnée
vingt-trois opérations antérieures de tubages ou de
retubages couronnées de succès, mais je me heurte
à une glotte absolument infranchissable. J'attends
vainement l'inspiration qui doit l'ouvrir, l'enfant se
cyanose de plus en plus et perd connaissance avant
que j'aie pu introduire le tube. On le porte aussitôt
sur la table d'opérations; en quelques secondes, j'ai
placé une canule dans sa trachée et la respiration
artificielle le fait revenir à la vie. Chose remarquable,
cet enfant, qui n'a présenté à la suite de sa trachéotomie aucune complication, est devenu un canulard,
c'est à dire qu'il est impossible de lui sortir sa canule,
car chaque tentative de décanulement est suivie d'un
accès de spasme qui met dans l'obligation de le reca-
nuler. Cette particularité prouve bien l'état spasmodique de son larynx, explique l'impossibilité dans
laquelle je me suis trouvé de le tuber et me fait
me réjouir de n'avoir pas perdu de temps à le trachéotomiser. Il faudra donc tenir toujours compte du
spasme du larynx dans le tubage. Et, à mon avis,
c'est là le principal écueil de la méthode.

Dans le tubage, comme dans la trachéotomie, la
mort peut arriver par asphyxie ou par syncope; l'*asphyxie* s'observe souvent chez les enfants opérés *in
extremis,* qui cessent de respirer avant qu'on ait eu
le temps d'ouvrir la trachée, dans la trachéotomie, ou
de retirer le mandrin du tube, dans le tubage. Ce
mode d'asphyxie ne me paraît pas plus fréquent dans
une intervention que dans l'autre. Il n'en est pas
ainsi dans l'asphyxie attribuée au refoulement des
fausses membranes par le tube. C'est un accident
d'une extrême gravité, sur lequel on a beaucoup

insisté, mais qui paraît beaucoup moins fréquent qu'on ne le croit. Quand il se produit, il ne faut pas hésiter à détuber l'enfant, qui souvent rejette sa fausse membrane dans une quinte de toux (écouvillonnage du larynx de Variot-Bayeux). On favorisera d'ailleurs cette toux par l'injection intra-laryngée d'huile mentholée à l'aide de la seringue de Bayeux; et si elle est impuissante à désobstruer la trachée, c'est à la trachéotomie qu'il faudra avoir recours. La *syncope* survenant au cours de l'intubation, comme au cours de la trachéotomie, ne peut être attribuée qu'à l'intoxication avancée de l'organisme ou à sa fatigue par un tirage prolongé, ce qui prouve le danger d'attendre trop longtemps avant d'intervenir chez un enfant en imminence d'asphyxie.

Un des plus graves accidents de la trachéotomie, et malheureusement un des plus fréquents, est l'*hémorragie*, souvent mortelle, surtout quand l'incision est un peu basse, que les veines de l'enfant sont gorgées de sang par suite de la gêne respiratoire, et que la canule n'est pas placée dans la trachée avec la célérité voulue. Pareil accident n'existe point dans le tubage, et c'est à peine si l'index qui sert de guide dans le pharynx en revient souillé d'un mucus sanguinolent.

Exclusive également à la trachéotomie la production d'un *emphysème sous-cutané*.

On le voit donc : les deux interventions ont leurs accidents respectifs, mais ceux du tubage sont évidemment bien moins fréquents, bien moins graves et restent toujours susceptibles d'être réparés par une trachéotomie secondaire. A ne considérer que l'opération elle-même, c'est le tubage qui l'emporte sans hésitation.

« Il est vrai, disent Meslay et Vanverts, que, l'opération une fois terminée, la trachéotomie reprend l'avantage. » Les soins à donner à un enfant trachéotomisé se bornent, en effet, à peu de chose : toilette de la plaie, nettoyage de la canule interne, changement de la cravate placée au-devant du cou. L'enfant tubé, au contraire, se trouve constamment exposé à une série d'accidents qui nécessitent une surveillance active autour de lui.

Le premier de ces accidents est le *rejet du tube* dans une quinte de toux; il est naturellement fréquent, mais beaucoup moins que les personnes non initiées au tubage seraient disposées à le croire. Cette stabilité du tube dépend de bien des causes que je ne veux pas étudier ici en détail. Je n'insisterai que sur un point pratique : le choix du tube suivant la taille et non suivant l'âge de l'enfant.

Quand un enfant a rejeté son tube non obstrué dans les premiers jours de l'intubation, c'est que le plus souvent le spasme laryngé a cessé et qu'il est inutile de pratiquer un retubage. Si cependant le tirage réapparaissait, nécessitant une nouvelle intervention, on pourrait essayer de placer un tube un peu plus gros, en ayant bien soin toutefois d'éviter qu'il n'entre à frottement dans le larynx.

Le tube, une fois sorti du larynx, n'est pas toujours craché par les enfants : parfois, ils l'avalent. Cette déglutition n'est pas très rare; elle n'a jamais été suivie d'aucun incident fâcheux. Le tube est rendu dans les selles trois ou quatre jours plus tard; le fait s'est produit chez un de mes malades : Il s'agissait d'un enfant atteint de croup d'emblée, que l'examen bactériologique démontra de nature diphtérique : tirage permanent, avec accès de suffocation intense d'origine spasmodique. Je pratiquai le tubage le soir, et mis facilement en place le tube correspondant à l'âge de l'enfant. Le lendemain matin, grande fut la stupéfaction de l'infirmière en entendant cet enfant atteint d'une toux rauque, qu'elle différencia vite de la toux d'un enfant tubé; elle fit appeler l'interne, qui pensa au rejet du tube, mais qui, devant le bon état de l'enfant, ne crut pas devoir pratiquer une nouvelle intervention. La recherche du tube dans le lit de l'enfant étant restée infructueuse, je pratiquai le toucher laryngé, qui ne me permit pas de retrouver la tête du tube entre les aryténoïdes. L'enfant guérit sans autre tubage, le spasme ayant cédé à une seule intubation très éphémère; trois jours plus tard, on retrouvait le tube dans ses selles.

L'*obstruction du tube* est un accident beaucoup plus fâcheux; elle se produit dans deux conditions absolument différentes : obstruction lente par dépôt dans la lumière du tube de mucosités desséchées, ou obstruction rapide par une fausse membrane qui vient subitement le boucher.

L'obstruction lente peut toujours être prévue et évitée. Si l'on a soin, en effet, de placer l'enfant dans une chambre saturée de vapeur d'eau, il est rare que les mucosités puissent adhérer à la paroi du tube. L'obstruction se produisant peu à peu, il en résulte d'ailleurs une gêne respiratoire progressive qui ne saurait échapper à une surveillance attentive. On peut le plus souvent désobstruer le tube sans l'enlever; il suffit pour cela de pousser dans sa lumière une injection d'huile mentholée, ou plus simplement encore, comme le conseille Bonnain, de faire boire à l'enfant quelques gouttes de grog ou de punch. Ces manœuvres ont pour but d'exciter la toux qui, par le

courant d'air expiratoire qu'elle produit, balaie tout
l'intérieur du tube. Je ne saurais donc trop recom-
mander aux personnes chargées de surveiller des
enfants tubés de les faire boire souvent, si elles veu-
lent éviter l'obstruction de leur tube. Faute de cette
précaution, la lumière du tube diminue progressivement; un moment arrive où l'enfant ne peut plus
respirer et s'asphyxierait si ce tube n'était pas enlevé
ou s'il n'était pas spontanément rejeté, ce qui arrive
d'ailleurs le plus souvent. Cet accident m'est arrivé
une fois; je le relate en quelques mots : Une fillette
de trois ans est amenée au Pavillon de la diphtérie le
10 janvier dans l'après-midi, atteinte d'angine et de
laryngite diphtériques : fausses membranes au niveau
des amygdales, de la luette, des piliers antérieurs, de
la paroi postérieure du pharynx; jetage abondant,
tirage sus et sous-sternal très accentué, toux voilée,
pouls petit et rapide. On pratique une injection de
vingt centimètres cubes de sérum; mais l'asphyxie
augmentant, M. Bahans, interne du service, me fait
mander par téléphone, pour pratiquer immédiatement
le tubage. Je place facilement un tube court de l'âge
de l'enfant. La respiration s'effectue normalement peu
d'instants après. Grâce à une injection d'huile mentholée, l'enfant a rejeté après le tubage une quantité
assez considérable de mucosités. Le lendemain, la
fillette passe une bonne journée, et le surlendemain
j'arrivais à l'hôpital avec l'espoir de pouvoir la détuber
définitivement, quand j'appris avec peine ce qui s'était
passé dans la nuit. L'enfant avait rejeté son tube dans
une quinte de toux, après avoir présenté pendant
quelque temps une gêne respiratoire que l'infirmière,
qui n'était pas au courant des incidents du tubage,
n'avait pu s'expliquer. M. Bahans, appelé auprès

d'elle, constata que le tube était presque complètement obstrué par des mucosités; mais l'enfant étant
prise d'un accès de suffocation inquiétant, il ne crut
pas avoir le temps de m'appeler pour replacer le tube
et il pratiqua la trachéotomie.

L'obstruction brusque par l'engagement dans le
tube d'une fausse membrane volumineuse est surtout
à craindre dans les diphtéries trachéo-bronchiques, au
moment de la chute en bloc des fausses membranes
sous l'action du sérum. Elle est beaucoup plus rare
qu'on ne le croit, et l'on est tout étonné de voir des
enfants expulser à travers leur tube, grâce à la vio-
lence du courant d'air expiratoire, des fausses membranes volumineuses, tubulées, ramifiées, que l'on ne
croirait pas pouvoir franchir un passage aussi étroit.
Il est rare que le tube aussi brusquement oblitéré ne
soit pas rejeté, entraînant avec lui la fausse membrane. Tout danger immédiat est alors conjuré; souvent même une nouvelle intervention est utile. Quand
le tube reste en place, l'enfant s'asphyxie et serait
voué à une mort certaine si l'on ne pratiquait pas
rapidement le détubage. Je dirai plus tard, en parlant
du détubage, combien il est facile par le procédé de
Bayeux, que doivent, dans l'attente de cet incident,
connaître toutes les personnes préposées à la surveillance des enfants tubés.

Je ne suis donc pas de l'avis de ceux qui croient
que les enfants tubés exigent une surveillance moin-
dre que les trachéotomisés, tels Chaillou et Bonnain.
C'est au contraire une surveillance de tous les instants
qu'exige un enfant porteur d'un tube laryngien, et
j'ajoute : une surveillance compétente, sur laquelle
je reviendrai d'ailleurs.

Rejet et obstruction du tube : voilà les deux gros

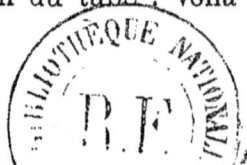

inconvénients du tubage, auxquels on ne saurait évidemment opposer la chute si rare de la canule trachéale par suite de la rupture du cordon qui la maintient, ou l'encombrement d'une canule interne, qu'il est si facile de nettoyer.

Pour en terminer avec les inconvénients du tubage, notons la *gêne dans la déglutition* qui vient singulièrement troubler l'alimentation. Cette gêne est d'ailleurs très variable suivant les sujets, car si elle est constante dans les premiers jours, elle disparaît très rapidement chez la plupart des opérés. Elle se manifeste surtout quand on présente des boissons à l'enfant; le liquide passe en partie dans le tube, d'où il est rejeté avec des quintes de toux violentes; les aliments demi-liquides sont mieux tolérés; ils sont donc particulièrement recommandés. Recommandées également certaines positions qui favorisent le passage direct des aliments dans l'œsophage : telles que la position couchée, demi-assise ou sur le ventre, la tête pendante hors du lit. Mais l'indocilité des enfants ne permet pas toujours de mettre ces manœuvres en pratique, et dans les cas où la situation se prolonge, l'inanition devient un danger : Un enfant de deux ans et demi, atteint d'angine et de laryngite diphtériques, chez lequel je pratiquai le tubage et qui fut obligé de garder son tube pendant six jours, ne put prendre presque aucun aliment pendant ce laps de temps. Il a d'ailleurs très bien guéri. Je n'aurais pas hésité, s'il avait été nécessaire de prolonger l'intubation, à recourir à la sonde œsophagienne. Quand cette difficulté de la déglutition inhérente au tubage se complique de celle causée par la paralysie du voile du palais, l'emploi de la sonde ne saurait être évité. Je possède une remarquable observation d'enfant tubé pendant trois jours pour un croup diphtérique post-rubéolique, atteint de paralysie du voile du palais, qui avait fait son apparition pendant l'intubation, nourri au moyen de la sonde œsophagienne pendant plus de trois semaines, et revenant ainsi complètement à la santé.

Ces troubles de l'alimentation chez les tubés sont peut-être compensés par la possibilité qu'ils ont de parler à voix basse tant qu'ils ont leur tube et le retour presque immédiat de la voix normale dès qu'ils sont détubés, tandis que les trachéotomisés sont obligés pour se faire entendre d'attendre la cicatrisation de la plaie trachéale.

La *broncho-pneumonie* s'observe après le tubage comme après la trachéotomie, contrairement à l'opinion de Chaillou. D'Astros, qui pratiquait l'intubation avant la sérothérapie, l'observait souvent, et il n'a pas remarqué qu'elle fût moins fréquente après le cathétérisme du larynx qu'après la trachéotomie. Moi-même écrivais, il y a six ans : « Il semble au premier abord que l'intubation doive prédisposer beaucoup moins à la broncho-pneumonie que la trachéotomie : elle évite l'écoulement du sang dans la trachée et les bronches, elle évite surtout le passage direct de l'air extérieur dans l'appareil broncho-pulmonaire. Malgré ces avantages, et soit que cette épuration de l'air par son passage à travers une cavité naso-pharyngienne tapissée de fausses membranes et pullulant de microbes soit peu efficace, soit qu'il faille voir dans les érosions laryngo-trachéales produites par le séjour du tube des portes d'entrée toutes ouvertes aux microorganismes pneumigènes, la broncho-pneumonie n'est guère moins fréquente après l'intubation qu'après la trachéotomie. »

La broncho-pneumonie dans le croup opéré est le résultat d'infections secondaires contre lesquelles il faut savoir se mettre en garde. Avant la sérothérapie, j'ai pu lutter contre elle et mettre à l'abri de cette redoutable complication presque tous mes trachéotomisés. Permettez-moi de vous rappeler les principes de cette prophylaxie : antisepsie dans l'opération, isolement des malades, autant que possible soignés dans des chambres spéciales, préalablement désinfectées ; isolement absolu de tout enfant porteur d'une diphtérie associée, compliquée ou non de lésions pulmonaires, et enfin séjour au-devant de la canule d'une cravate de gaze imbibée de la solution suivante :

Essence de cannelle de Ceylan... 6 grammes.
Alcool à 80° .... 50 —
Glycérine. .... 60 —

Les résultats ont été probants, et je pouvais ainsi présenter, en 1894, une statistique de 106 trachéotomies avec plus de 64 % de succès, proportion qui n'avait pas encore été obtenue.

En appliquant les mêmes principes d'isolement aux malades tubés, en ayant soin de pratiquer l'antisepsie de la cavité bucco-pharyngienne avant l'opération, on ne constatera que rarement l'éclosion de la broncho-pneumonie chez les malades porteurs d'un tube laryngien. Ceux qui en seront d'ailleurs atteints se trouveront placés dans de meilleures conditions que les trachéotomisés ; il sera possible de leur administrer, s'il en est besoin, des bains qu'on est forcé d'écarter de la thérapeutique des enfants porteurs d'une canule trachéale.

L'enlèvement de la canule après la trachéotomie est souvent chose délicate, hérissée de difficultés. Il en

est de même pour l'*enlèvement du tube* après l'intubation.

Parlons d'abord du tubage. Deux procédés s'offrent
à nous pour extraire un tube du larynx : le premier
est le détubage à l'aide de l'extracteur, procédé difficile
et exposant le larynx à des traumatismes variés des
plus fâcheux ; de l'avis unanime, cette extraction du
tube exige plus d'habileté opératoire que son introduction. Mais ce gros inconvénient du tubage a presque complètement disparu depuis l'adoption des tubes
courts et depuis la découverte de Bayeux, qui trouva
le moyen de détuber les enfants par un procédé des
plus simples et des plus inoffensifs. Le procédé de
Bayeux, vous le savez, consiste à combiner une pression sur la partie supérieure de la trachée et une
brusque flexion de la tête : le tube, rejeté hors du
larynx, est craché par l'enfant, qui en est d'ailleurs
tout surpris. Je ne crois pas qu'il soit, pourvu qu'on
en ait quelque peu l'habitude, plus difficile d'énucléer
un tube court que d'enlever une canule trachéale.
Mais ce n'est pas dans la technique opératoire que,
dans une intervention comme dans l'autre, siègent les
difficultés.

Bien souvent, et sans qu'il soit très facile de le
prévoir, à peine avons-nous enlevé la canule d'un
trachéotomisé que l'enfant s'asphyxie et nous force à
la remettre ; le lendemain, nous pratiquons un nouvel
essai, suivi du même insuccès, et ainsi de suite pendant bien des jours ; le malade, pour employer l'ex-
pression consacrée, est devenu un *canulard*. Pourquoi ? Pour bien des raisons, qui peuvent ou exister
séparément ou s'associer entre elles. La première est
un simple état nerveux qui provoque le spasme laryngé
à toute tentative de décanulement ; l'enfant, peureux,

habitué à respirer par sa canule, ne sait plus s'en
passer. Et la canule reste en place, non sans déterminer maints accidents : les ulcérations de la trachée
déterminées par son séjour prolongé sont beaucoup
plus fréquentes qu'on ne le croit; elles peuvent aboutir
à la production de bourgeons charnus, de végétations
polypeuses qui s'opposent elles-mêmes à l'ablation de
la canule, ou bien ces ulcérations guérissent peu à
peu; mais si elles sont profondes, elles donnent nais-
sance à un tissu cicatriciel rétractile, et c'est ainsi
que se produisent, à la suite de la trachéotomie, ces
rétrécissements de la trachée, si graves par la gêne
qu'ils apportent à la respiration, à l'hématose et au
développement futur du sujet. En d'autres cas, si la
canule reste trop longtemps dans la trachée, son
ablation n'est plus suivie de la complète fermeture
de la plaie, qui reste indéfiniment fistuleuse. Je pour-
rais vous présenter une fillette, trachéotomisée à
l'hôpital des Enfants pour une diphtérie laryngée,
chez laquelle l'ablation de la canule n'a pu avoir lieu
que plusieurs mois après son opération : elle porte
actuellement une fistule de la trachée dont elle ne
se débarrassera pas, je crois, très facilement.

Chez les enfants tubés, nous nous trouvons parfois
en face des mêmes ennuis. Quand nous voulons enlever
le tube, nous nous heurtons à un spasme laryngé qui
nous oblige à le remettre. Et d'abord, à quel moment
devons-nous essayer d'enlever le tube? Je crois qu'il
y a tout avantage à l'enlever le plus tôt possible,
alors même que la gorge resterait encore couverte
de fausses membranes, alors même qu'il existerait
une broncho-pneumonie, donnée par quelques auteurs comme une contre-indication du détubage. Ce
n'est pas impunément, en effet, que le tube reste

longtemps en place dans le larynx. Il y produit des ulcérations de la muqueuse d'autant plus profondes et d'autant plus graves qu'il y séjourne plus long-temps. L'étude de ces ulcérations est pleine d'intérêt et mérite d'être traitée à fond; je me propose de la reprendre devant vous en vous apportant des obser-vations et des pièces anatomiques probantes. Qu'il me suffise aujourd'hui de constater ce fait que l'ulcération une fois constituée devient elle-même un obstacle à l'enlèvement du tube, car elle est le point de départ d'un spasme laryngé; on se trouve, dans ces cas heu-reusement fort rares (et j'insiste sur cette rareté), enfermé dans un cercle vicieux dont on ne peut sortir qu'à l'aide de la trachéotomie. Aussi, lorsque le diag-nostic clinique de ces ulcérations laryngées est établi, il me paraît préférable de recourir à l'incision de la trachée assez rapidement. C'est éviter ainsi ces rétré-cissements laryngés qu'ont signalés quelques auteurs et contre lesquels tous les efforts de la thérapeutique restent presque toujours impuissants.

Tels sont, exposés aussi brièvement que possible, les avantages et les inconvénients de chacune des deux interventions, et de cet exposé nous concluons que si le tubage est une opération moins grave et moins fertile en incidents que la trachéotomie, l'en-fant tubé reste par contre exposé pendant toute la durée de son intubation à des accidents plus nom-breux et plus sérieux.

Pour achever la comparaison, nous devrions parler des résultats éloignés de chacune des deux méthodes. On sait, en effet, que les trachéotomisés se trouvent souvent, à la suite de leur opération, dans un état d'infériorité physique toute spéciale : prédisposés à la tuberculose, arrêtés dans leur croissance, soit qu'il

faille incriminer un rétrécissement de la trachée, soit
qu'il faille accuser le traumatisme du corps thyroïde,
ils restent souvent des êtres chétifs, sur le sort
desquels se sont apitoyés certains auteurs tels que
Jules Simon. Quel sera l'avenir des intubés? Nous
l'ignorons; mais il y a tout lieu de croire qu'une intervention qui ne lèse aucun organe ne saurait laisser
à sa suite de conséquences fâcheuses.

Arrivons enfin à la conclusion pratique de cette
étude et voyons quelle sera notre conduite en face
d'un enfant atteint de croup diphtérique et en menace
d'asphyxie. Deux questions se posent : Quand doit-on
intervenir? A quelle intervention faut-il avoir recours?

Répondons d'abord à la première question. Quand
nous n'avions à notre disposition que la trachéotomie,
opération susceptible d'occasionner la mort par elle-
même, il était logique et prudent d'attendre le plus
longtemps possible et de n'intervenir que lorsque tout
espoir de guérison spontanée était perdu. Avec le
tubage, il n'en est plus de même; il faut évidemment
patienter un peu avant d'opérer et ne pas se presser
de tuber tout enfant atteint de tirage. Mais ce serait
s'exposer à de terribles désastres opératoires que de
vouloir attendre trop longtemps. L'intubation laryngée, même la mieux faite, provoque toujours un choc
qui pourra tuer par syncope un enfant arrivé au
dernier terme de l'épuisement. De plus, nous savons
que la principale difficulté dans le tubage est constituée par le spasme du larynx et que ce spasme peut
nous obliger parfois à prendre notre temps, à laisser
reposer un peu l'enfant entre chaque tentative d'introduction du tube. Je crois donc que, pour mettre
toutes les chances de réussite de son côté, il faut
opérer assez tôt. Bien d'autres considérations entrent

encore en jeu dans l'appréciation du moment auquel nous devons intervenir. Au premier plan, je placerai les crises de suffocation, qu'on doit bien différencier du tirage continu, et qui, lorsqu'elles se répètent à de courts intervalles, me paraissent constituer une indication urgente d'intervenir. Même réflexion au sujet du fonctionnement du cœur, et nous devons tuber tous les enfants dont le pouls commence à faiblir, si nous ne voulons pas être exposés à les voir succomber à une syncope avant la fin de notre opération. On tiendra compte, en outre, avant d'opérer, du moment auquel ont été pratiquées les injections de sérum antidiphtérique, qui demandent, on le sait, vingt-quatre heures pour agir. Trop en deçà ou trop au delà de cette limite, on ne saurait espérer une amélioration rapide, et la sagesse recommande d'intervenir sans plus attendre.

Quant au choix de l'intervention, pour un médecin bien initié à la pratique des deux méthodes, il ne saurait y avoir d'hésitation : c'est toujours, sauf dans deux cas spéciaux que j'exposerai tout à l'heure, au tubage que j'aurai recours. Je ne dis pas que je le pratiquerai toujours, mais j'affirme que c'est toujours lui que je tenterai d'abord. Si je ne rencontre dans son exécution aucune difficulté, je n'aurai qu'à me féliciter de l'avoir choisi; mais si je me heurte à un de ces spasmes infranchissables qui sont heureusement rares, si je constate que le tube est insuffisant pour rétablir la respiration, je ne persisterai pas dans mes manœuvres de tubage et je prendrai aussitôt le bistouri pour inciser la trachée. C'est dire, et j'insiste sur ce point d'une façon toute spéciale, que je n'entreprendrai jamais une intubation sans avoir à mon côté tout préparé pour la trachéotomie.

C'est d'ailleurs à la trachéotomie que j'aurai immé
diatement recours si je me trouve en face d'un enfant
arrivé au dernier terme de l'asphyxie, en état de mort
apparente, et cela pour deux raisons : c'est qu'il vaut
mieux commencer par pratiquer une intervention que
l'on serait peut-être obligé de mettre en œuvre plus
tard et trop tard, et que, d'un autre côté, un enfant
aussi épuisé n'a guère la force d'expulser à travers un
tube étroit les mucosités et les débris de fausses
membranes contenus dans sa trachée.

Je trachéotomiserai aussi d'emblée un enfant chez
lequel j'aurai fait le diagnostic de trachéo-bronchite
diphtérique; mais j'ajoute que ce diagnostic me paraît
assez malaisé avant l'intervention, car il ne repose
que sur un signe pathognomonique : ce fameux bruit
de drapeau, qui ne doit pas être bien fréquent, puisque je ne l'ai jamais encore entendu.

Mon malade une fois tubé sera placé, qu'il s'agisse
d'un service d'hôpital ou de la clientèle, sous la surveillance d'une personne compétente, susceptible, en
cas d'obstruction du tube, de pratiquer l'énucléation.
Toute sécurité sera obtenue quand la surveillance
sera exercée par une personne capable de retuber ou
de trachéotomiser l'enfant en cas d'urgence. Mais il
faut bien savoir que cette urgence est extrêmement
rare et que presque toujours l'énucléation en cas
d'obstruction amène dans le tirage une sédation assez
longue pour permettre à l'opérateur d'arriver à temps.
C'est ce qui explique que le tubage ait été souvent
pratiqué en clientèle avec succès par de nombreux
médecins, au premier rang desquels je trouve les
promoteurs de l'intubation : O'Dwyer et Bonnain; et
c'est à lui que j'aurai recours dans ces conditions.

Je terminerai ce travail en affirmant que le tubage

du larynx est l'opération de choix dans le croup, mais qu'il ne saurait remplacer la trachéotomie dans tous les cas, et que cette dernière subsistera toujours, avec des indications spéciales. J'avais donc raison de vous dire au début que la thérapeutique chirurgicale actuelle du croup ne devait pas être comparée à celle d'il y a quelques années : autrefois, un seul symptôme, l'asphyxie, avec une seule arme à diriger contre elle : la trachéotomie ; aujourd'hui, le même symptôme doit être étudié en détail pour en tirer une indication précise sur le moment d'intervenir et sur la façon d'intervenir ; toutes questions dont la solution me paraît exiger des connaissances cliniques approfondies, que peut seule donner une pratique journalière de la diphtérie.

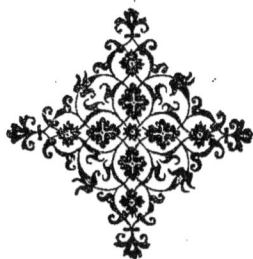